I0830945

Dra. Romin

Várices

*Todo lo que hay que saber
para combatirlas*

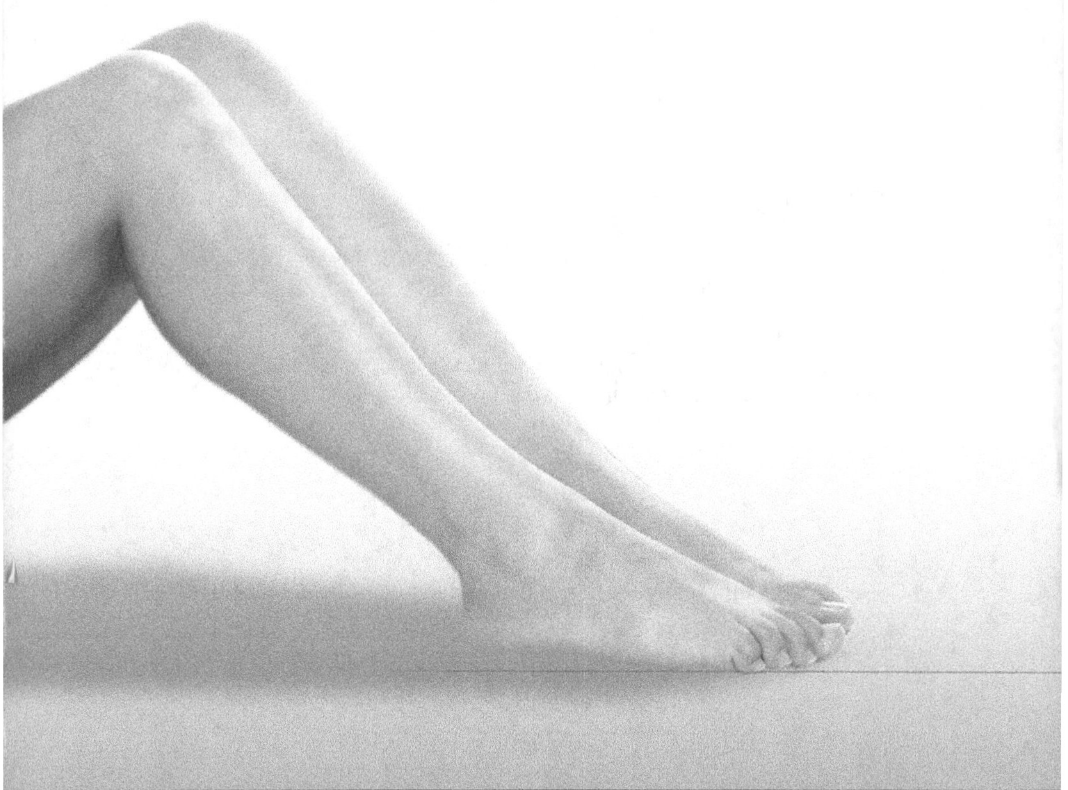

Dra. Romin
    Várices : todo lo que hay que saber para combatirlas. - 1a ed.
    Buenos Aires : Dos Tintas, 2008.

    1. Medicina Popular. 2. Várices. I. Título

© Dos Tintas SA
Balcarce 711
Ciudad Autónoma de Buenos Aires, República Argentina
info@doseditores.com

Este libro es informativo. Ante cualquier duda consulte a su médico.

Introducción

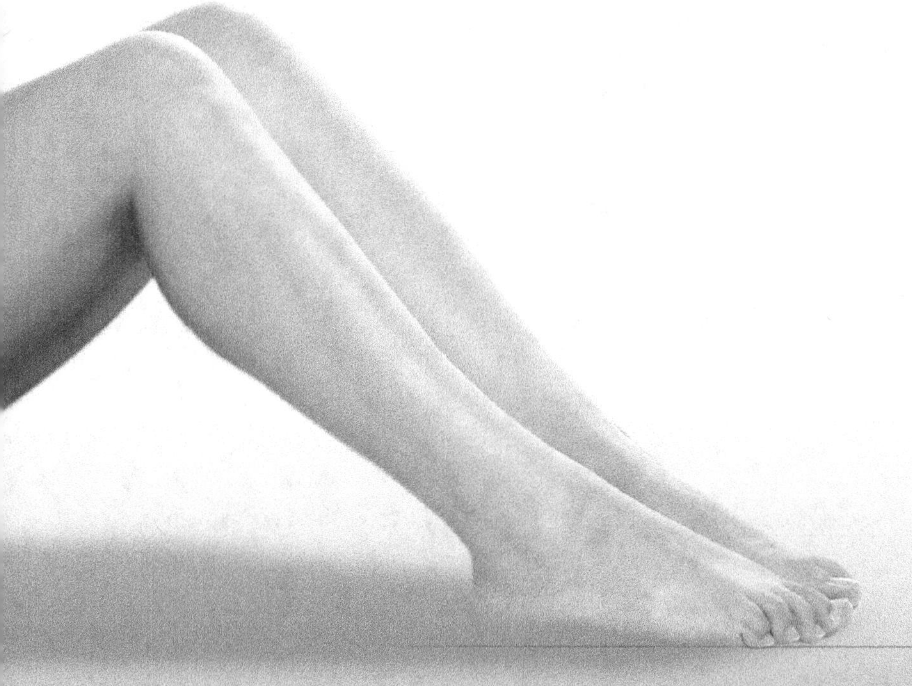

Introducción

Las várices se producen cuando fallan las válvulas venosas y la sangre comienza a acumularse dentro de las venas, provocando la hinchazón de las mismas.

Si bien son una enfermedad que se vincula casi con exclusividad a las mujeres, las várices pueden afectar también a los hombres. Y tampoco hacen diferencia de edad, pues se dan cuadros varicosos en personas de distintas edades.

Las várices localizadas en las piernas no constituyen simplemente un problema estético, sino que también repercuten en la salud. Se trata de una afección en las venas que, además de ser molestas, antiestéticas y en muchos casos, dolorosas, indican la presencia de una lesión que puede evolucionar a una patología vascular más grave.

El origen de las mismas puede ser desde factores hereditarios, hasta formas nocivas de sentarse, caminar o alimentarse.

A lo largo de esta obra trataremos de ahondar en esta enfermedad describiendo sus causas, sus síntomas más notorios, las medidas que podemos emplear para prevenir su aparición, los ejercicios físicos que nos ayudarán a no sufrir este flagelo y los tratamientos que están a nuestro alcance.

Del mismo modo, describiremos cómo es el obligatorio chequeo médico al que debemos recurrir si las várices se presentan en nuestras piernas, los cuidados especiales que deben tener las embarazadas y qué tipo de alimentos debemos incorporar a nuestra dieta para prevenirnos.

Las várices

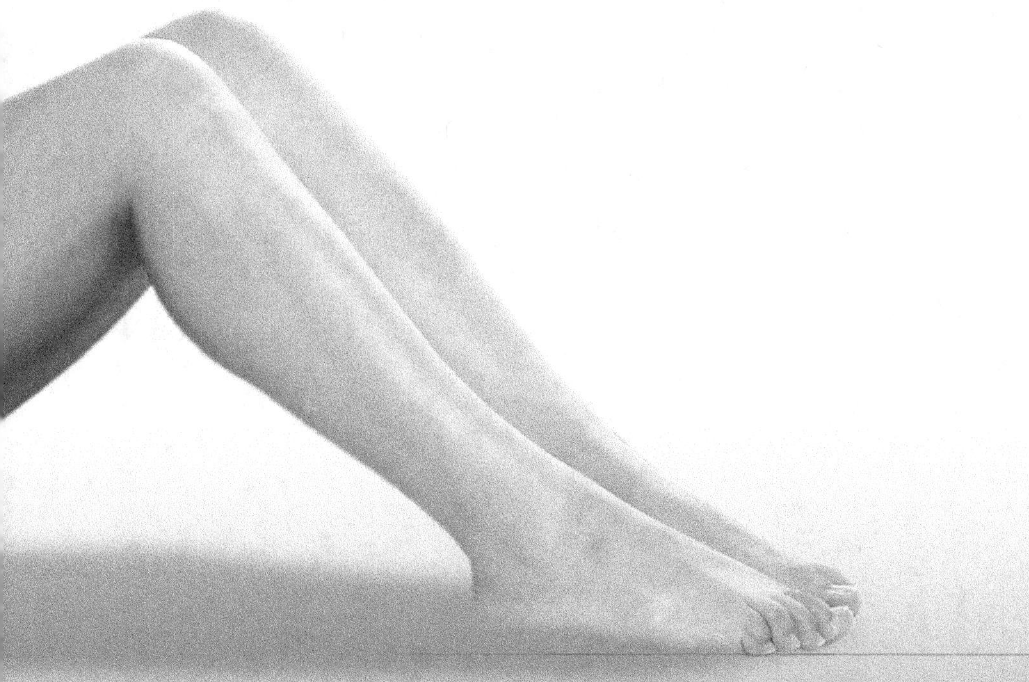

¿Qué son?

Actualmente el tema de las várices se encuentra en su apogeo, siendo las mujeres embarazadas quienes más las padecen. Sin embargo, no son sólo las personas de sexo femenino quienes las sufren, sino que hay un gran número de hombres en edad avanzada y hasta jóvenes que padecen esta enfermedad.

Las venas varicosas o insuficiencia venosa superficial se caracterizan por la dilatación, alargamiento y tortuosidad de las venas de las piernas. Se trata de una afectación de las venas que se da principalmente en las extremidades inferiores.

Esta afectación es causante de una dilatación en las venas, aumentando su diámetro y haciendo que las mismas sean visibles a través de la piel.

Cuando las venas dilatadas ejercen presión, pueden romperse produciéndose hemorragias peligrosas. Debe saberse que la piel, en la zona afectada por várices, es muy delgada y débil.

Se forman cuando la válvulas venosas no cierran bien, entonces la sangre comienza a acumularse en las venas, haciendo que se hinchen.

Si bien se presentan mayormente en las piernas, las várices se pueden encontrar en otros sitios como el esófago (várices esofágicas), en la zona anal (hemorroides) o en los testículos (varicocele).

En la actualidad, las várices pueden afectar a cerca del 40% de la población en los países desarrollados y en vías de desarrollo.

Según su tamaño, las várices pueden clasificarse en:

• **pequeñas:** son las que producen un sensación de pesadez y cansancio en las piernas.

• **medianas:** son las que pueden provocar flebitis superficiales y dolorosas. Éstas, además de ser antiestéticas, necesitan de un tratamiento médico.

• **grandes:** son aquellas en estado muy avanzado que se manifiestan con dolores, úlceras y trombosis.

Por otra parte, esta alteración venosa, además de su tamaño, puede clasificarse de acuerdo con su forma:

* **telangiectasias:** así llamadas las venas diminutas que no se aprecian a simple vista, pero que se dilatan produciendo pequeñas "arañitas" violáceas.

* **várices:** son las venas subcutáneas que se dilatan y provocan dolor.

* **insuficiencia venosa crónica:** son aquellas várices que no se tratan y sufren consecuencias más graves.

Los síntomas

Dentro de los síntomas, encontramos en forma evidente los vasos dilatados en las piernas. Además, puede haber:

- pesadez de piernas

- cansancio

- sensación de hinchazón (sobre todo al estar de pie, mejorando al andar o al elevar las piernas)

- calambres, principalmente por la noche y en la zona de la pantorrilla

- picazón en tobillos

- picazón en los pies

- manchas violáceas en la piel

- si la dolencia avanza, la piel puede mancharse de color oscuro y pueden aparecer incluso úlceras (más aún cuando la persona que las padece se rasca sobre las mismas)

- dolor

Clínicamente, podríamos decir que la enfermedad se manifiesta en cuatro etapas:

Primera etapa

El sistema venoso superficial se comienza a dilatar gradualmente.

Segunda etapa

Las várices iniciales, que hasta ese momento no producían malestares, empiezan a manifestarse negativamente con distintos síntomas:

• **cansancio y pesadez de piernas**: se siente por la tarde, mayormente cuando hay calor y disminuye caminando o levantando las piernas.

• **dolores:** según cada persona puede presentarse en las pantorrillas, los tobillos, los muslos, etcétera.

• **calambres:** ceden cuando se camina y suelen producirse en horario nocturno.

• **prurito:** se da en las zonas de mayor cantidad de venas y obliga a rascarse. Esto es peligroso pues puede conducir a infecciones o lastimaduras.

• **edema:** se producen cuando todos los mecanismos de drenaje venoso han fallado dando origen a hipodermitis o distrofias cutáneas.

Tercera etapa

Hay cambios en la coloración de la piel. Se inflama la piel y aumentan las afecciones cutáneas.

Cuarta etapa

Aparecen ulceraciones dolorosas que se pueden infectar y dar origen a eczemas.

Algunas complicaciones
que pueden presentarse

Volvemos a reiterar que la consulta y el tratamiento médico a tiempo pueden evitar males mayores como algunos de los mencionados anteriormente, o dificultades más peligrosas, como las siguientes:

- **Varicorragia:** Es la hemorragia que se produce en una vena varicosa al exterior al romperse la piel.

- **Varicoflebitis:** Se llama así a la inflamación de una vena varicosa. Presenta dolor, enrojecimiento y como un cordón duro en la zona afectada.

- **Varicotrombosis:** Trombosis de las venas con varicosidades.

Los alcances de la enfermedad

Las várices no siempre ocasionan dificultades en la circulación sanguínea. Por lo tanto, aclaramos que el síndrome varicoso es un proceso benigno. Cuando dicho proceso no se acompaña o no es ocasionado por una insuficiencia venosa profunda, va a quedar limitado a la dilatación de las venas de las piernas, junto con los síntomas antes descriptos. Incluso debe saberse que cuando aparecen úlceras en las piernas, si éstas son debidas sólo a las várices, resultarán fáciles de curar.

Aquella persona que padezca de várices, no debe temer por sus piernas ni por sufrir una trombosis venosa. Estas son enfermedades diferentes y, por lo tanto, tienen una clínica, un tratamiento y una evolución diferente.

Quien tenga várices no tiene por qué padecer de mala circulación. Aclaramos que se trata de una alteración de las venas; que son los vasos que sacan la sangre de las extremidades y la devuelven al corazón, mientras que las arterias conducen la sangre desde el corazón y la distribuyen por todo el organismo.

Cuando las arterias enferman, principalmente de arteriosclerosis, van reduciendo progresivamente su grosor y comienza a llegar menos sangre de lo que debiera a los distintos territorios afectados, como son el corazón y las piernas, apareciendo lo que se llama falta de riego sanguíneo (isquemia). La isquemia puede causar dolor al caminar una determinada distancia y lesiones a nivel de la piel, que en etapas muy avanzadas pueden poner en peligro las extremidades. Esta última enfermedad no tiene nada que ver con las várices.

Las causas

A pesar de los constantes estudios que siempre están en marcha, no se ha determinado aún, a ciencia cierta, la causa por la que aparecen las várices.

Sin embargo, se tiene dentro de las probabilidades las siguientes:

- estreñimiento crónico

- pereza intestinal

- los abusos del tabaco y del alcohol

- los excitantes en general

- las enfermedades del hígado

- el mal funcionamiento de los intestinos

- la obesidad (aquellas piernas gruesas necesitan mayor aporte sanguíneo proveniente de las arterias, que luego deberá ser drenado por las venas favoreciendo una sobrecarga para la que no están preparadas)

- la vida sedentaria (el sedentarismo no favorece la contracción muscular provocando estancamiento de sangre y sobrecarga valvular)

- trabajos prolongados de pie al igual que en el caso del sedentarismo, hay poco ejercicio muscular y, además, el sistema de retorno debe trabajar siempre en contra de la gravedad

- disminución del retorno de la sangre de las piernas, por compresión a nivel del abdomen (útero, prendas ajustadas)

- la utilización de anticonceptivos (éstos producen retención de líquidos). Son innumerables los comentarios de mujeres que ven aparecer las clásicas "arañitas" a medida que aumentan el consumo de píldoras anticonceptivas

Teorías médicas sobre su origen

Por otro lado, dentro de la medicina se plantean varias teorías que tratan de dar otras explicaciones al problema:

• Teoría hereditaria

Según esta teoría, habría un componente hereditario importante. Esta teoría se basa en una observación de varias familias en las que está presente la patología varicosa en diversos miembros de la misma.

Esta teoría es determinante en el caso de un defecto congénito llamado agenesia valvular, es decir, falta de válvulas en el interior de las venas de las extremidades.

• Teoría hemodinámica

La teoría hemodinámica trata de explicar la aparición de las várices por una incapacidad del sistema venoso de las extremidades inferiores al manejar las variaciones del flujo sanguíneo en dichas zonas.

De esta forma, las venas se irían dilatando al almacenar una cantidad de sangre excesiva para su capacidad, debido a un mal funcionamiento de los sistemas reguladores del flujo sanguíneo.

• Teoría de la pared venosa

En este caso, se dice que las várices aparecen por un defecto de la propia pared de las venas. Estas tendrían una especie de debilidad en sus paredes, de tal forma que no podrían soportar la presión hidrostática de la sangre que contienen y se irían dilatando hasta aparecer las várices.

Luego de haber expuesto las probables causas y las distintas teorías que podrían explicar la aparición de las várices, podemos decir que el hecho fundamental es que las válvulas que existen en el interior de las venas de las piernas y que permiten que la sangre vaya sólo en sentido ascendente (de los dedos del pie al corazón) se alteran, dejan de funcionar correctamente y permiten que cierta cantidad de sangre se desplace hacia abajo.

De este modo, la sangre se acumula y resulta más difícil que salga de las piernas, ya que tiene que luchar contra la fuerza de la gravedad. Por consiguiente, la sangre se va estancando y las venas comienzan a dilatarse, apareciendo las várices.

Si el proceso continúa, por aumento de la presión hidrostática de la sangre, podrían salir elementos sanguíneos desde el interior de las venas a los tejidos de alrededor y la piel de las piernas comenzaría a alterarse. En este caso, el proceso podría devenir en una dificultad para que el oxígeno llegara a los tejidos, apareciendo en consecuencia la úlcera varicosa.

Los tratamientos

Hábitos a nuestro alcance

En primer lugar, y para obtener exitosos resultados, el paciente debe comprender su enfermedad y llevar a cabo todas las medidas higiénicas y preventivas necesarias para ayudar al funcionamiento de sus venas. De esa forma, le será más fácil combatirla.

Como dijimos anteriormente, uno de los primeros síntomas de la enfermedad varicosa puede ser el cansancio y la pesadez en las piernas que se pone de manifiesto al final de la jornada, sobre todo si el paciente permanece mucho tiempo de pie.

También puede aparecer más adelante la sensación de hinchazón en los tobillos y calambres nocturnos. Por último, pueden observarse las venas de las piernas dilatadas, haciéndose más tortuosas, siendo claramente visibles y palpables y desapareciendo cuando el paciente coloca las piernas en alto (a favor de la fuerza de la gravedad, la sangre sale fácilmente de las piernas y se vacían las venas varicosas).

En la medida en que el cuadro avanza, la piel alrededor de los tobillos se volverá oscura y, por último, pueden aparecer úlceras (aunque esto no tiene por qué ocurrir, ya que deben darse otra serie de circunstancias).

Recordemos que una de las claves del problema es el mal funcionamiento de las válvulas que existen dentro de las venas, y que al costarle más trabajo a la sangre salir de las piernas y al tener que luchar contra la fuerza de la gravedad, el paciente debe de ayudar a su sangre a salir y moverse hacia el corazón.

Por lo tanto, el primer punto será evitar estar de pie, siempre que ésto le sea posible.

Existen otras medidas para tomar en cuenta para tratar las várices:

• Elevar las piernas cuando se esté cansado.

• Evitar usar prendas de vestir ajustadas para facilitar la libre circulación de la sangre (como fajas, ligas, calcetines que dejan marca, ropa ceñida, tacones muy altos).

• Evitar una permanencia prolongada de pie sin moverse o estar sentado durante mucho tiempo con las piernas cruzadas.

• Evitar el uso de calzado con tacones altos o demasiado plano.

• Para aquellas mujeres que se depilan con cera, no es aconsejable que utilicen la misma muy caliente. Esto se debe a que las altas temperaturas dilatan las venas y así almacenan más sangre.

• Por la misma razón, el calor directo en las piernas (estufas, mesas, camillas, bronceados prolongados) está contraindicado.

• Evitar llevar peso excesivo, porque aumenta la presión intra abdominal y eso empujaría la sangre venosa hacia las piernas, siendo perjudicial.

• Por la misma razón se debe combatir el estreñimiento, pues al defecar con esfuerzo se desplaza la sangre del abdomen hacia las piernas.

• Realizar una dieta balanceada, pobre en calorías y rica en fibras.

• Concluir la ducha con un buen frotado de agua fría en las piernas.

• Realizar duchas calientes en las piernas, seguidas de duchas frías, alternando unos minutos de calor con otros de frío.

• Evitar la obesidad.

• Se recomienda el ejercicio suave (andar en bicicleta y nadar).

• Hacer breves caminatas.

• Acudir al médico, quien evaluará el caso e indicará el tratamiento y la medicación adecuados.

• Dormir con los pies ligeramente levantados.

• Realizar masajes, con las piernas en alto, desde el tobillo hasta la rodilla.

• Pueden utilizarse vendas elásticas compresivas.

• Estando sentado, extender las piernas y rotar los tobillos cuantas veces sea posible.

• Dormir con las piernas más elevadas que la cabeza.

• Permanecer acostado, con las piernas levantadas a 90 grados del suelo, por lo menos diez minutos diarios.

No retrasar la visita al médico

Ante la menor sospecha de la presencia de várices -cualquiera sea su aspecto y origen- se recomienda concurrir rápidamente al médico para controlar la afección a tiempo y lograr que el tratamiento sea efectivo. Por lo tanto, debemos visitar al flebólogo si:

• observamos várices con dolor, alteraciones cutáneas y hematomas.

• si notamos inflamación en una vena, o úlcera varicosa en la cara interna de la pierna o cerca del tobillo.

• si sangra una vena que se presentaba hinchada.

• si nos sentimos incómodas estéticamente aunque las várices no provoquen dolores o molestias.

• si se inició un tratamiento y se observan reacciones adversas.

Al mismo tiempo se aconseja:

• usar correctamente y cumplir las recomendaciones médicas.

• no automedicarse.

• si por alguna razón nos sentimos incómodas con el tratamiento, recurrir nuevamente al médico, pues hoy existen decenas de productos para las várices y seguramente existirá un tratamiento adecuado para cada persona.

El tratamiento médico

En la primera visita al flebólogo se realizará un examen clínico y físico, mediante una exploración hemodinámica por eco-doppler.

El médico sitúa al paciente de pie. El lugar debe estar bien iluminado para realizar una examinación exhaustiva del tamaño y ubicación de las várices.

Las pruebas que lleva a cabo el profesional pueden ser:

- **Maniobra de Trendelemburg:**
se hace para observar la insuficiencia valvular del cayado de las venas safenas interna y externa.

- **Maniobra de Perthes:**
se lleva a cabo para evaluar la permeabilidad del sistema venoso profundo.

- **Maniobra de Pratt:**
tiene por finalidad examinar la insuficiencia de las perforantes.

- **Fluxometría Doppler:**
por medio de ultrasonidos se evalúa la permeabilidad y el funcionamiento del sistema venoso.

- **Flebografía convencional:**
a través de contrastes en el sistema venoso profundo se obtiene información de su permeabilidad.

Otros métodos usados son: duplex scaning, pletismografía, flebomanometría y flebografía radioisotópica.

Dentro de los tratamientos profesionales, podemos encontrar seis que son utilizados para tratar las várices:

- **Venotónicos:**
Alivian los síntomas y favorecen el retorno venoso.

- **Medias elásticas:**
Comprimen desde fuera a las venas y se impide así que se llenen de sangre, favoreciéndose el retorno de sangre al corazón.

- **Termocoagulación:**
Se aplica calor sobre la vena. Este método es sólo para el comienzo de la enfermedad, cuando se manifiestan varicosidades pequeñas.

- **Cirugía:**
Por medio de una cirugía, se extirpan las venas varicosas. De esta forma, la sangre se reconduce por su camino correcto. El tratamiento clásico consiste en el Stripping de la vena safena más la extirpación de los paquetes varicosos existentes más la extirpación de la ligadura de los paquetes con venas perforantes o colaterales.

• Escleroterapia:

Este tratamiento consiste en la inyección, en el interior de la vena varicosa, de una sustancia irritante que produce una flebitis química controlada de la vena afectada, anulándose de esa forma. Se consigue así el mismo efecto que con la cirugía: eliminar la vena varicosa.

• Láser:

Con este método pueden mejorarse cerca del 90% de los casos. El procedimiento es menos invasivo que la cirugía y permite una recuperación más rápida. La técnica consiste en introducir una delgada fibra óptica que recorre la vena afectada, la cual la va sellando a medida que la recorre lentamente, quedando la vena inutilizada.

Cabe aclarar que todo paciente que sufra la patología varicosa debe ser tratado tanto desde el punto de vista médico como quirúrgico, por especialistas y en lugares habilitados.

Los tratamientos alternativos

Tratamiento por medio de frutas y hortalizas

Si tenemos que mencionar un tipo de alimento ideal para el ser humano, podemos hablar sin dudarlo de las frutas y las hortalizas. Estas no sólo ayudan a conservar la salud, sino que actúan benéficamente para curar determinadas enfermedades.

Las frutas y hortalizas contienen, entre otros elementos, minerales, vitaminas, hidratos de carbono y celulosa. Se pueden consumir, o bien crudas (cuidadosamente lavadas), o bien realizando una cura con las mismas. En cada caso explicaremos el método pertinente.

Es sorprendente el éxito que tienen determinadas frutas y hortalizas en la cura de enfermedades. En el caso de las várices, podemos citar la siguiente (además de sugerir un consumo elevado de frutas de estación, sobre todo mandarinas, pomelos y naranjas):

• El limón

Se puede decir del limón que ocupa un lugar protagónico dentro de las frutas, ya que posee un poder curativo de gran envergadura, pudiendo curar más de cien enfermedades. Este fruto contiene un elevado porcentaje de vitamina "C".

También es, sobre todo, un consumidor de ácidos. En la parte del cuerpo, cualquiera sea ella, en que se encuentren las toxinas y sustancias perturbadoras (ya sea en la sangre, en algún órgano o en los tejidos) es hacia donde se dirige el limón para combatirlas, disolverlas y expulsarlas.

Como la mayoría de las enfermedades son provocadas por el exceso de acidez en la sangre, órganos o tejidos, el limón es un excelente remedio.

El limón actúa en el hombre sano como preventivo y en el hombre enfermo como combativo.

Está científicamente comprobado que los microbios, luego de estar por unos minutos en el jugo del limón, son destruidos por él.

El limón puede consumirse de dos maneras diferentes: o bien tomándolo entero o bien sorbiendo su jugo diluido en agua.

Cuando se realiza una cura de limones, es importante estar siguiendo un régimen alimentario saludable. De esta forma, el limón puede, sin obstáculos, desempeñar su función curativa.

Después de una cura intensiva de limones, conviene hacer un intervalo, suspendiendo por un lapso el consumo de esta fruta para continuar la dieta habitual.

Cura de limones:
En el caso de las várices, una cura de limones logrará la purificación de la sangre y mejorará su estado viscoso.

Depende de la gravedad de la enfermedad, la cantidad de limones tomados en forma de jugo y la frecuencia de la toma.

• En una enfermedad leve, tomar el jugo fresco de entre 5 a 10 limones por día.

• En una enfermedad grave, el de 10 a 15.

• En una enfermedad severa, el de 15 a 20 o más.

El jugo de limón debe ser fresco y exprimido en el momento. De lo contrario, si se prepara por ejemplo, por la mañana para ir sorbiéndolo durante el día, perderá gran parte de sus propiedades.

Para aplicar esta cura, hay que realizarla en forma gradual, aumentando progresivamente la cantidad de limones, para luego, hacia el final de la cura, ir disminuyéndola también en forma progresiva.

Con respecto a la duración de la cura, aconsejamos practicar la de menor tiempo. Es mejor realizarla con más frecuencia, que una sola vez durante un lapso más prolongado.

Es importante que, mientras se practica esta cura, no se realice ayuno de ningún tipo.

Al finalizar la cura, es conveniente evitar el consumo de limones por algún tiempo, para dejar descansar al cuerpo y no debilitarlo.

A lo largo de la cura de limones, conviene también consumir jugos de plantas curativas (ortiga, borraja, lengua de vaca, etcétera), así como jugo de diferentes verduras (espinaca, zanahorias, etcétera).

Tratamiento por medio de plantas curativas (fitoterapia)

Ya hemos explicado en la sección de Celulitis, los beneficios de las hierbas y plantas curativas y sus formas de prepararlas.

Pasaremos a detallar las plantas beneficiosas para combatir las várices:

• **Zarzaparrilla (Smilax officinalis)**

Dentro de esta familia, podemos encontrar varias especies: la zarzaparrilla de Honduras oficial, de Tampico o de Méjico; la zarzaparrilla roja, barbuda o de Jamaica; la zarzaparrilla de Portugal o de Brasil y la zarzaparrilla de Europa.

Esta planta tiene la virtud principal de ser depurativa de la sangre. Además es sudorífica y diurética. Está indicada en casos de impurezas de la sangre y erupciones en la piel.

Se utilizan las raíces de esta planta, colocando de 20 a 30 gramos de las mismas en un litro de agua. Se prepara en cocimiento y se beben 2 ó 3 tazas al día.

No debe beberse en grandes dosis, ya que podrían producirse vómitos y otras molestias.

37

Várices

● **Sanguinaria**

La sanguinaria es un arbusto de veinte a treinta centímetros de altura, que posee flores rojas. Se la llama también carrasquilla, camedro y germandrina.

Se utilizan las partes verdes de la planta, teniendo propiedades tónicas y purificadoras.

Suele empleársela para combatir impurezas en la sangre, picores y escozores en la piel, entre otras afecciones.

Se la prepara en infusión, colocando 20 gramos en un litro de agua. Beber 3 tazas al día.

● **Castaño de indias**

Esta planta es un tónico venoso, con propiedades antiinflamatorias, muy útil en casos de várices, flebitis, hemorroides, etcétera.

Para consumirla se recomienda hervir 30 gramos de la corteza o de los frutos machacados en un litro de agua, y beber una o dos tazas al día.

Tratamiento por medio de hidroterapia

En el caso de las várices, se recomienda la hidroterapia de las siguientes maneras:

• Frotaciones frías con toalla (ya explicadas) para producir una circulación más eficiente. Aplicar dos o tres veces al día.

• Baño restaurador frío (ya explicado), dos veces por día, de 20 a 30 minutos.

• Baño restaurador alternado (ya explicado), una vez por semana.

• Baños de vapor locales sobre las partes afectadas.

• Baños de vapor locales.

Este tipo de baños se aplican a diferentes zonas del cuerpo, según lo indique la necesidad. Este método puede durar de 15 a 30 minutos, aconsejándose que cada 5 minutos y a la finalización de dicho baño, se realice una frotación fría con toalla sobre la parte tratada.

Los vapores locales tienen una acción curativa sobre inflamaciones, granos, úlceras, afecciones cutáneas, etcétera.

Para lograr un mayor efecto, pueden agregarse al agua con la que se realiza el baño hojas de llantén, malva y cola de caballo.

El objetivo principal de este tratamiento es el de eliminar del organismo las impurezas que se encuentran acumuladas. Esto se logra por medio de la transpiración, que se consigue por medio del vapor del agua caliente. El mismo eleva la temperatura de la superficie del cuerpo, obligando a la sangre a activar su circulación y abriendo los poros de la piel.

Para aplicar este tipo de baño, es necesario contar con una silla con esterilla. Se debe colocar debajo de la misma un calentador eléctrico y, sobre el mismo, un recipiente de agua que tendrá que hervir paulatinamente. De este modo, se produce un vapor abundante hacia todo el cuerpo.

Es necesario cubrirse con una sábana, y por encima con una manta o frazada, para que el vapor no tenga salida. Debe dejarse la cabeza al descubierto. Los pies deben ser colocados sobre un banquito para que no se enfríen.

Puede beberse, durante los baños de vapor, una taza de té de tilo o borraja para ayudar al cuerpo a la eliminación de las sustancias perjudiciales.

Al finalizar el baño de vapor con sus respectivas frotaciones frías de toalla, se aconseja meterse en la cama para que el cuerpo pueda conservar la temperatura adecuada.

Tratamiento por medio de fangoterapia

La fangoterapia es una técnica que emplea el barro y la arcilla; el agua y la tierra, con propiedades curativas. Estos son algunos consejos:

• Las venas varicosas superficiales simples de la pierna se tratan aplicando presión con una media elástica a lo largo de su trayecto, con emplastos en las piernas de arcilla preparada con unas gotas de aceite esencial de eucalipto, sobre la parte baja del vientre antes de ir a dormir.

• Si hay úlceras varicosas se preparar la arcilla con jugo de tomate bien maduro sin piel y sin semillas, y se coloca en forma de cataplasma fría con una gasa sobre la zona afectada. Esta cataplasma debe cubrirse con un paño de fibra natural y renovarse aproximadamente cada 60 minutos. Antes de colocar y retirar la cataplasma se humedecerá la zona con aceite virgen de almendras.

• Cuando el retorno venoso se hace difícil sobre todo en las extremidades inferiores, se recomienda el uso de emplastos en las zonas afectadas, vendajes en las piernas con arcilla preparada con aceite esencial de eucalipto, y en la parte baja del vientre antes de ir a dormir.

Tratamientos por medio del Shiatsu

Shiatsu en los miembros inferiores

● **Cara Anterior**

El paciente permanece tendido boca arriba.

El terapeuta coloca una mano sobre el muslo del paciente, y la otra sobre la ingle y presiona la misma con la eminencia tenar de la palma de la mano.

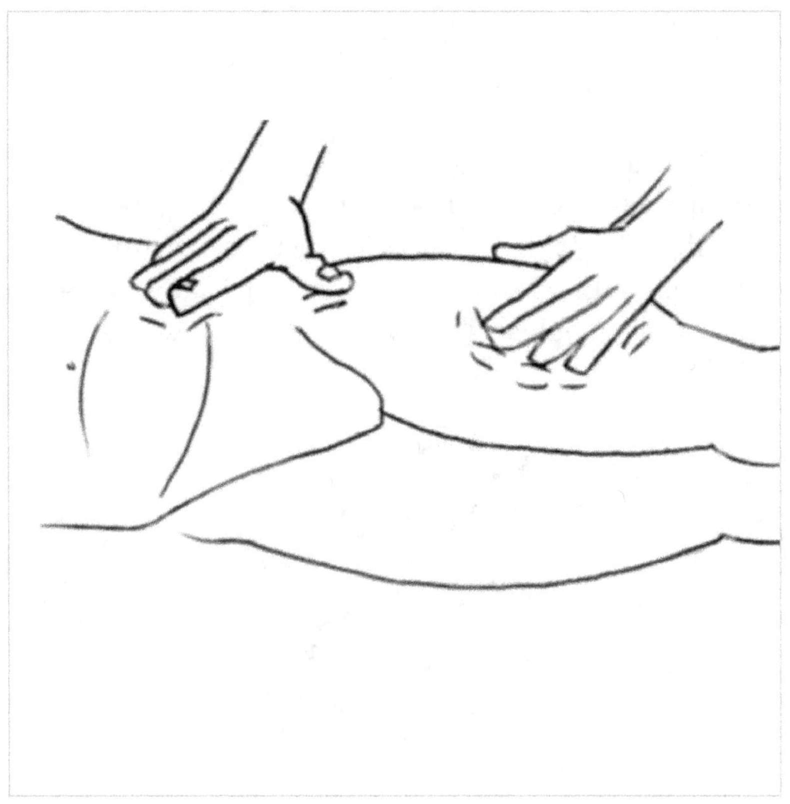

- **Cara anterior del muslo**

Como vemos en el esquema tenemos 10 puntos desde el muslo a la rodilla que debemos presionar con los dos pulgares juntos en forma de A.

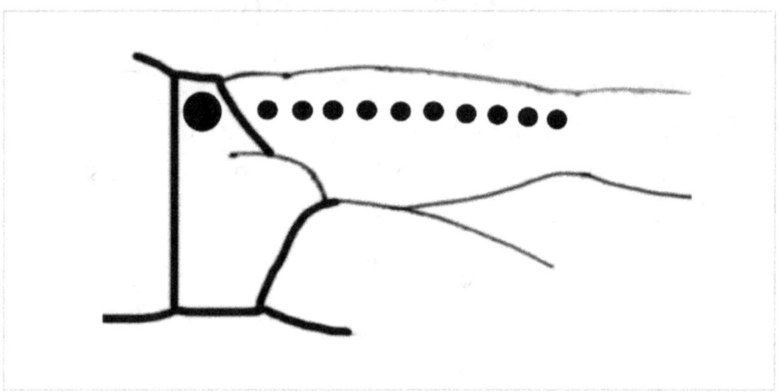

- **Cara interna del muslo**

El paciente flexionará la pierna y el terapeuta pondrá su rodilla debajo del muslo del paciente para sostenerlo.

Presione tres veces los 10 puntos de la cara interna del muslo con los pulgares juntos en forma de A.

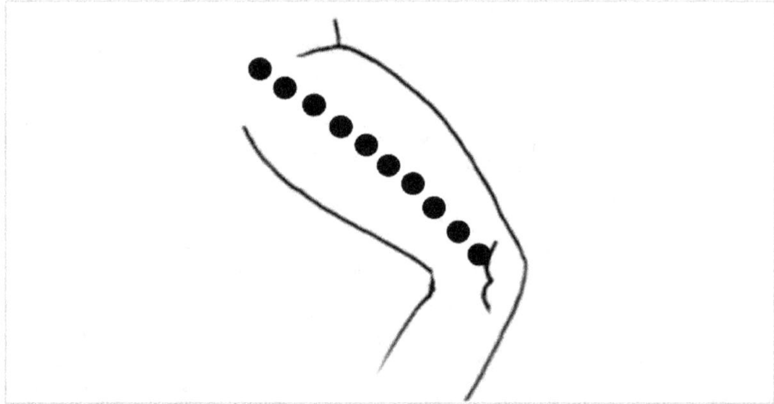

- **Cara externa del muslo**

Presione tres veces los 10 puntos de esta cara con los pulgares juntos en forma de V.

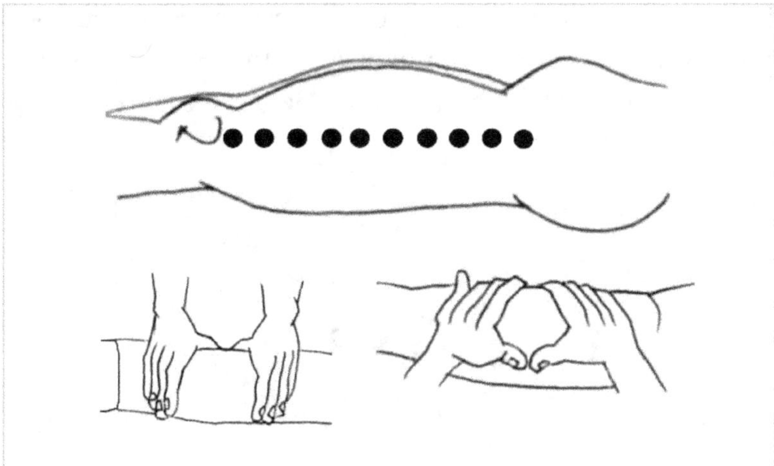

- **Rodilla**

Presionar los puntos que rodean la rodilla, tres veces.

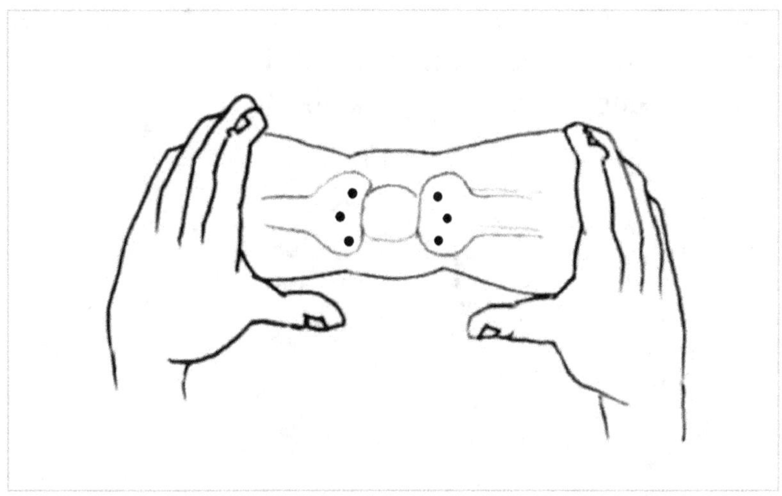

• Cara externa de la pierna

Acá tenemos uno de los puntos "Sanri" que debemos presionar 3 veces con los pulgares en forma de V.

Con los pulgares en forma de V presionar los 6 puntos indicados en el esquema. Cuando está presionando los puntos de la cara externa, con el resto de los dedos trabaje los puntos de la cara interna de la pierna.

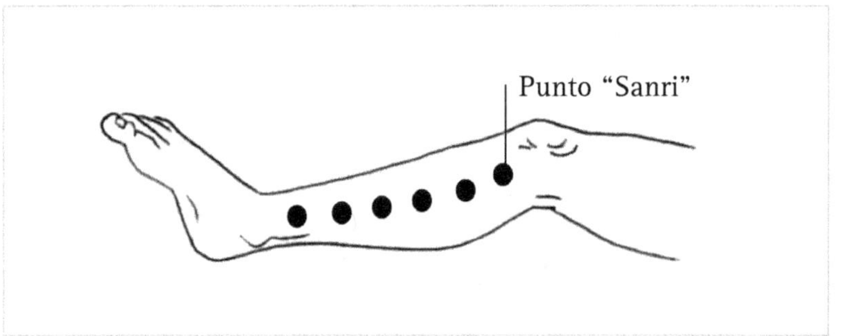

• Tobillo

Tomando los dedos del pie con una mano, presione tres veces con la otra mano los tres puntos situados en el tobillo.

Luego presione los cuatro puntos del dorso del pie, entre los metacarpianos, tres veces.

El paciente se posiciona boca abajo.

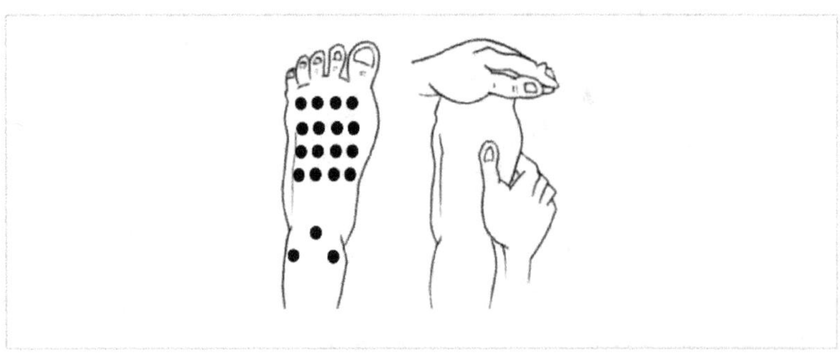

• **Cara posterior del muslo**

En la cara posterior del muslo se presionan tres veces los 10 puntos situados en la línea media, desde el glúteo hasta el hueco poplíteo.

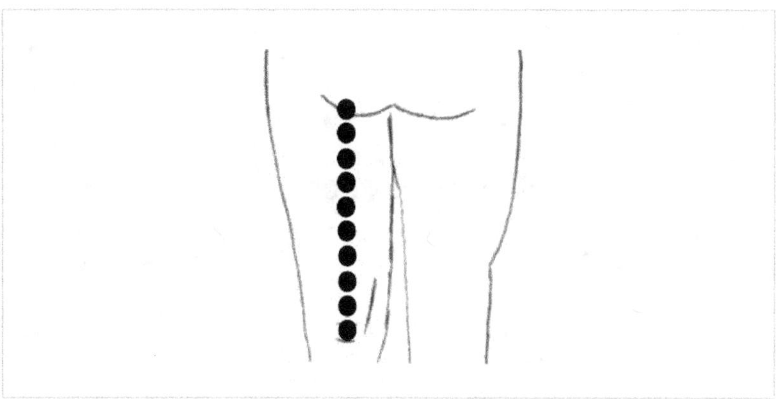

• **Hueco poplíteo**

Situado en la parte posterior de la rodilla, de izquierda a derecha, presione tres veces los tres puntos.

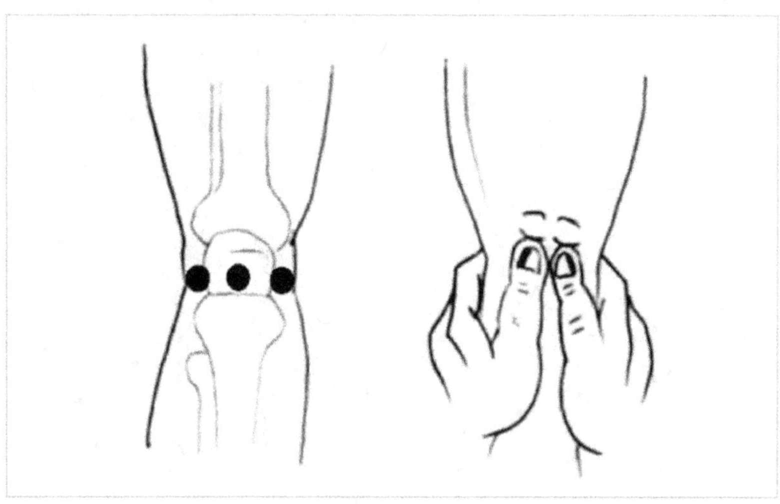

• Pantorrilla

En la pantorrilla tenemos 8 puntos. Presione tres veces
con los 2 pulgares juntos.

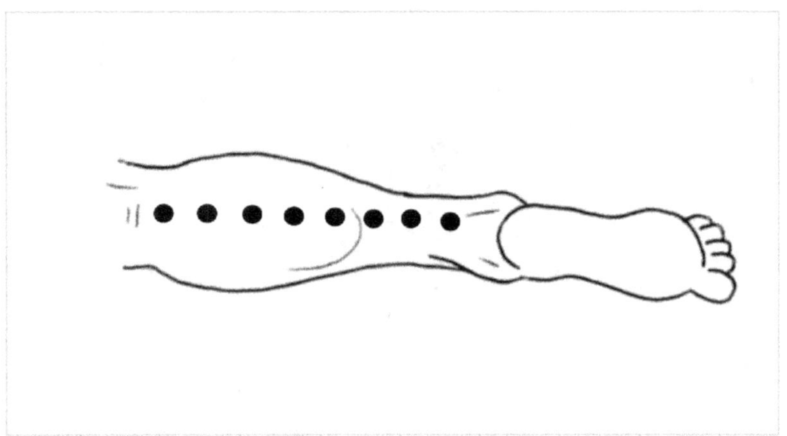

• Tendón de Aquiles

Primero presione tres veces los tres puntos del Tendón
de Aquiles, entre el talón y el tobillo. Y luego 3 puntos
situados a cada lado del Tendón de Aquiles.

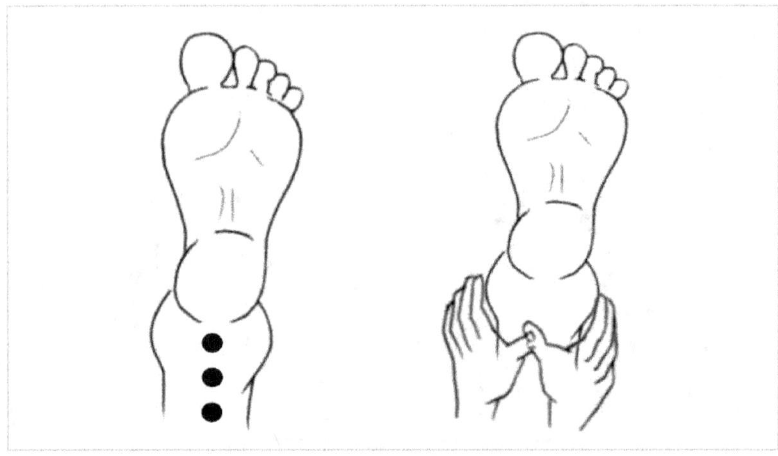

Masajes en los pies

Debido a la gran cantidad de puntos que hay en los pies, es importantísimo el masaje en sus plantas, ya que en esa zona se halla reflejado casi todo el organismo. Para el masaje en los pies, utilizaremos toda la mano, sobando, palmeando, usando el puño cerrado, o los nudillos. También recomiendo el uso de plantillas o rodillos.

Este masaje en los pies además de prevenir las várices, nos permitirá descansar más plácidamente, lo que ayudará en el diario vivir a encarar los problemas de otra manera. El paciente está acostado en posición supina (hacia arriba).

• **Pie**

Tomar el dedo gordo primeramente, masajeando la yema del mismo, en su cabeza.

Estamos incidiendo sobre la pituitaria y la pineal, importantes glándulas endocrinas ubicadas en la cabeza.

En la base de este dedo, estamos actuando sobre la tiroides y paratiroides.

Hacemos una rotación del dedo en dirección a las agujas del reloj y luego en dirección contraria.

Damos un tirón suave y masajeamos la articulación que une el dedo con la planta del pie.

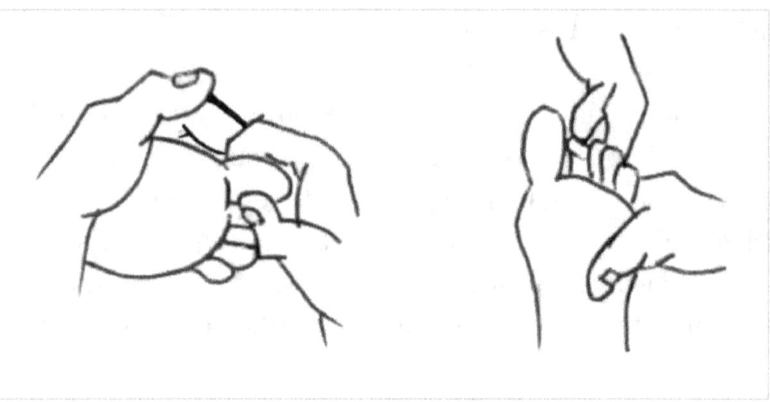

I) Tomando los demás dedos con una mano, masajearemos las yemas y la unión con la planta.

Estamos incidiendo sobre ojos, oídos, la garganta, las amígdalas y los bronquios.

En la base del segundo dedo, masajeamos con el pulgar y al tironear sentiremos que suena el hueso. Esto está indicando liberación de tóxicos.

En el pie derecho esta zona corresponde al hígado y vesícula biliar y en el izquierdo al corazón. Masajear circularmente unas 20 veces.

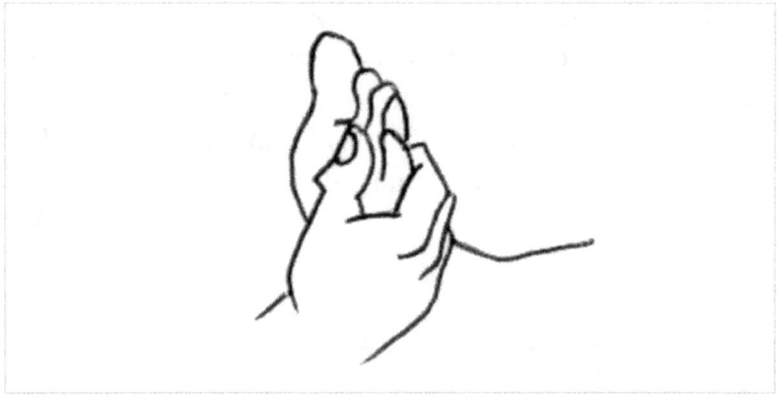

Usamos ambas manos recorriendo con los pulgares toda la planta del pie de punta a talón.

En el centro de la almohadilla de la zona anterior de la planta, está el plexo solar, donde seguramente se sentirá la presión, para lo cual es indicado respirar profundamente para distribuir la energía.

Tomamos el pie para rotarlo, flexionarlo y extenderlo.

Primero como las agujas del reloj y luego en sentido contrario.

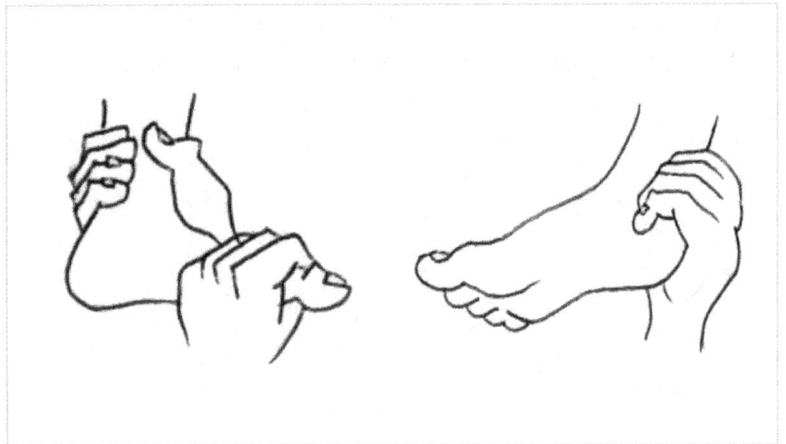

Para energizar el útero en la mujer y la próstata en el hombre, masajeamos la zona entre la parte posterior del talón y el tobillo.

• Con el puño cerrado, se pasa en toda la planta del pie, los nudillos suavemente, produciendo relax y bienestar general.

• Otra maniobra consiste en doblar hacia arriba el dedo gordo y hacia abajo los demás dedos unas 20 veces, suavemente.

Esto representa un masaje a riñones, hígado, bazo, vejiga y órganos sexuales.

• Para provocar un estímulo general en todo el organismo, daremos pequeñas palmadas en las plantas de los pies.

• Para activar y mantener su equilibrio podemos doblar cada uno de los dedos de los pies, hacia atrás tratando de hacerlos llegar hasta la parte superior del pie.

De esta manera se activan los meridianos del Estómago, Vejiga, Hígado, Bazo y Vesícula Biliar.

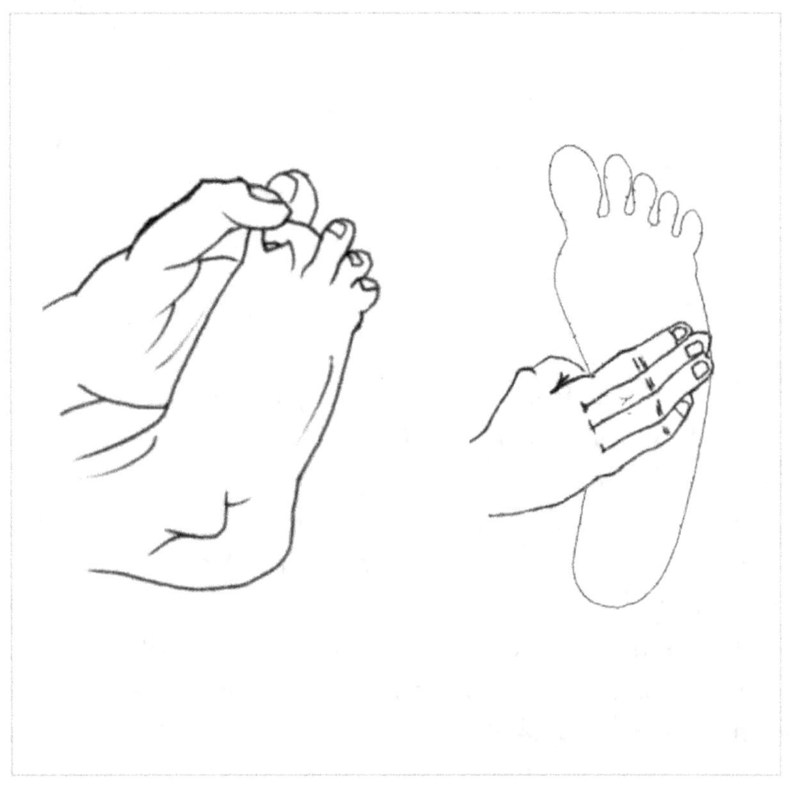

• **Activación de la Regeneración de las Células Oseas**

Golpeando los talones contra el suelo, estamos activando la regeneración de las células óseas ya que se producen choques estimulantes.

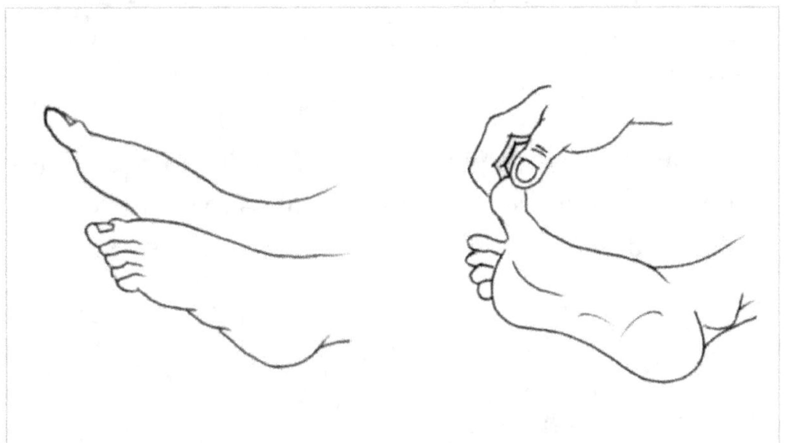

• **Activación del Hígado y del Bazo**

Apretando con fuerza y repetidamente el dedo gordo del pie se activan tanto el hígado como el bazo.

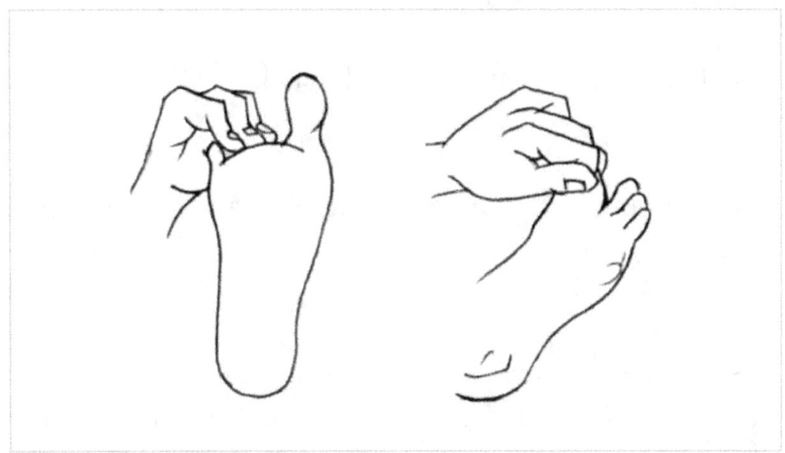

• Activación de Riñones, Organos Sexuales y Circulatorios

Doblar hacia atrás todos los dedos del pie, menos el dedo gordo y presionar en la parte carnosa de la planta.

Todos los meridianos serán activados, si hacemos girar y tironeamos de cada uno de los dedos de los pies con fuerza.

Los masajes en los pies, además de todos los beneficios descritos, ayudan a activar la circulación y prevenir la aparición de várices.

El gimnasio en casa

Se puede tener sencillamente en casa un gimnasio en miniatura que yo recomiendo con énfasis, y que consta de los siguientes elementos:

• Una alfombra chica.

• Una pelota de tenis usada, algo blanda pero no desinflada.

• Una botella chiquita de cualquier gaseosa, vacía por supuesto.

Sobre la alfombra asentamos la pelota de tenis y masajeamos el pie cuidadosamente, llevando la misma por todas las zonas y bordes de nuestro pie, dándole un profundo masaje.

Verificamos dónde nos duele más, si en el arco, si en el talón o en la parte mas carnosa de la planta, en la base de los dedos y vamos a insistir en esas zonas más que en otras hasta que el dolor desaparezca. En caso que sea muy rebelde, en los días siguientes seguiremos con este masaje, gradualmente.

Con la botella chiquita de gaseosa haremos algo similar y veremos qué efectivo es este masaje que nos da un descanso casi instantáneo.

¿Cómo prevenir las várices durante el embarazo?

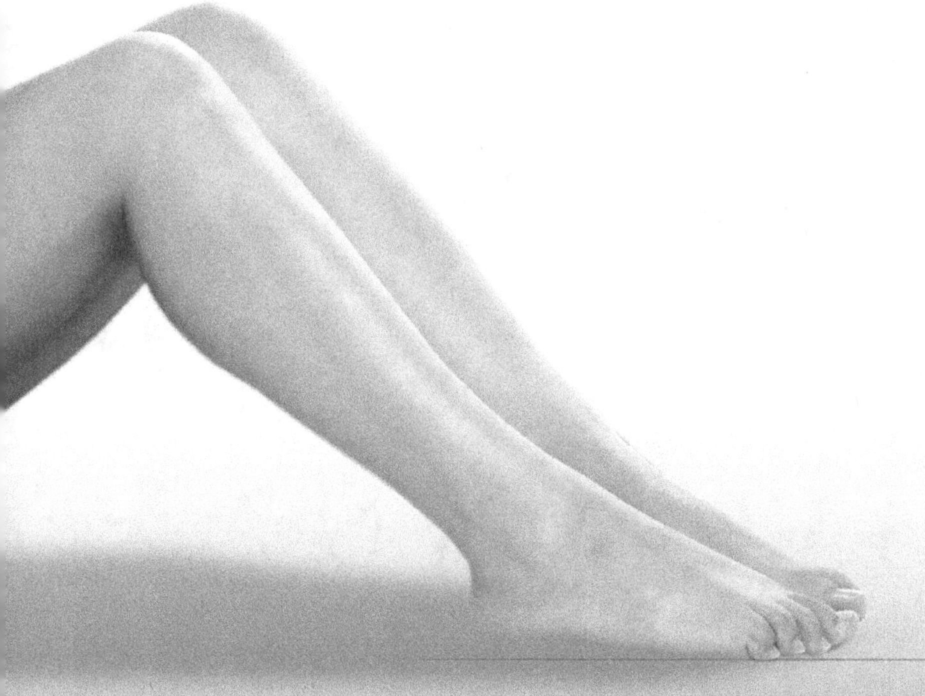

¿Cómo prevenir las várices durante el embarazo?

Durante el transcurso de la gestación, se intensifican dos factores que hacen que la mujer esté más propensa a tener várices:

- por un lado, se produce un aumento del volumen de la sangre que ejerce presión en las venas;

- y por el otro, las secreciones hormonales relajan las paredes musculares de los vasos sanguíneos, haciendo más difícil de lo normal que la sangre regrese de la parte baja del cuerpo hacia el corazón. Además, el peso del útero puede ejercer mayor presión sobre las venas de la pelvis y el estreñimiento puede impedir una buena circulación pélvica.

Todos estos factores hacen que la sangre se acumule en la parte baja del cuerpo, produciendo várices en las piernas, en la vulva o en el recto. Estas várices, además de ser desagradables a la vista, pueden ser dolorosas y producir un gran picor.

Las várices que aparecen en el recto son las llamadas hemorroides o almorranas.

Las várices de la vulva suelen desaparecer después de dar a luz, mientras que las de las piernas pueden mejorar, siempre y cuando se las trate a tiempo.

Durante el embarazo, la aparición de várices suele darse con mayor frecuencia en aquellas mujeres que deben pasar largos períodos de pie o en aquellas que esperan mellizos o gemelos.

Las venas varicosas durante el embarazo pueden ser prevenidas o, por lo menos, pueden ser minimizados sus síntomas cuando se toman determinadas medidas:

• No permanecer largos períodos de pie o sentada y, siempre que sea posible, elevar las piernas. Andar o reposar acostada de lado.

• Vestir ropa holgada, evitar fajas, cinturones, pantalones ajustados, ligas o medias apretadas y zapatos incómodos.

• Procurar caminar y hacer un ratito de ejercicio cada día.

• Intentar no sobrepasar el peso adecuado para el momento del embarazo.

• Comer bien, incluyendo en la dieta fibras variadas que eviten el estreñimiento.

• No fumar, ya que se ha observado un aumento del riesgo de aparición de este problema, además de perjudicar la salud de su hijo y la propia.

• Utilizar medias elásticas puede ser beneficioso, ya que favorece el masaje de las piernas y el retorno de la sangre.

Signos alarmantes

Durante el período de la gestación, hay determinados signos que nos avisan que algo no está funcionando bien. Dichos signos son:

El enrojecimiento e inflamación con dolor importante de una várice, ya que puede tratarse de una tromboflebitis superficial. Generalmente se resuelve con el tratamiento adecuado.

Otro signo de alarma es cuando aparece, durante el embarazo, el parto o el posparto, un cuadro llamado trombosis venosa. Esto consiste en la formación de un coágulo de sangre en una vena, en general de las piernas.

El embarazo es un momento de riesgo para la formación de coágulos ya que hay un aumento de la capacidad de coagulación de la sangre, y por otra parte, un enlentecimiento del retorno de la sangre desde las piernas hacia el corazón.

Por último, la situación más grave (aunque poco frecuente) consiste en la formación de un coágulo a nivel de una vena profunda de la pierna, no en las várices superficiales. La gravedad del caso consiste en que este coágulo puede desprenderse e ir al pulmón.

Las pacientes de riesgo, es decir, con mayor probabilidad de sufrir una trombosis, son las gestantes con antecedentes de dicha enfermedad, períodos prolongados de reposo en cama, enfermedades de la coagulación sanguínea y cirugía a nivel de la pelvis.

La trombosis venosa profunda aparece como un dolor en una pierna (generalmente en la pantorrilla), hinchazón y dolor en la pantorrilla al doblar el pie hacia la pierna.

Si el coágulo de sangre se desplaza hacia el pulmón, se presentará dificultad al respirar, aumento de las pulsaciones del corazón, tos y malestar general.

El tratamiento en estos casos es siempre hospitalario y se debe administrar tratamiento anticoagulante hasta el parto, durante el cual se suspende y varias horas después del parto, se reinicia hasta unas semanas más.

Siempre se realizará un estudio completo descartando enfermedades de la coagulación sanguínea y otras posibles causas de su aparición.

Cabe aclarar que ante alguno de estos signos, hay que acudir a un profesional para que evalúe la gravedad del caso.

Tratamientos alternativos durante el embarazo

Hay una amplia gama de tratamientos por seguir, para combatir las várices durante el embarazo, pero cada mujer responderá de manera distinta a cada uno.

Por lo tanto, ofrecemos varias sugerencias:

Fitoterapia

Existen algunas plantas, como la ortiga, la milenrama, el crataegus o espino blanco y la hierba de San Juan, que sirven para mejorar la circulación sanguínea. Todas ellas se beben en infusión.

Si se precisan más datos al respecto, o se desea obtener orientación, es conveniente consultar a un herbolario.

• **Ortiga**
Mencionamos sus propiedades en la sección de Celulitis.

• **Milenrama (Achillea millefolium)**
Esta planta es llamada también milefolio, mil hojas, artemisa, hierba de los carpinteros, etcétera. Durante el verano produce unas pequeñas flores de color blanco y rosado. Se recoge durante la floración, siendo conveniente desecarla con rapidez y conservarla lejos de la humedad.

La milenrama tiene grandes propiedades como la capacidad de depurar la sangre, la astringente y sobre todo, la antihemorroidal.

Se utilizan las hojas y las flores, en forma de infusión, colocando de 15 a 20 gramos de ellas en un litro de agua.

• Hierba de San Juan o Hipérico (Hypéricum perfo-ratum)

Esta planta posee propiedades antivirales y ayuda a mejorar la circulación sanguínea.

Se bebe en infusión, utilizando sus hojas y flores.

• Crataegus, espino blanco o espino albar (Crataegus monogyna)

Este árbol es un gran protector del corazón. Es buen diurético y antioxidante, rejuveneciendo el organismo en general, y a las venas y arterias en particular.

Está especialmente indicado en casos de insuficiencia cardíaca, hipertensión, arteriosclerosis, y para aliviar piernas con várices.

Se aconseja consumirlo en infusión, utilizando sus flores y hojas.

Dentro de la fitoterapia, también se recomienda realizar baños de asiento en el caso de hemorroides.

Para ello, se utilizan:
• 120 gr de olmo seco.
• 60 gr de raíz de consuelda.
• 2,25 l de agua.

Se deben echar las hierbas en una cacerola con el agua y dejar hervir a fuego lento durante 8 horas. Luego, se cuela el líquido y se lo coloca en un recipiente bajo.

Para realizar los baños de asiento, sentarse en dicho recipiente con el líquido durante 15 minutos, al menos dos veces al día.

Al finalizar el baño, secar bien toda la zona genital.

Acupuntura o Shiatsu

La acupuntura sostiene que a lo largo y ancho de nuestro cuerpo hay meridianos por los que circula una energía o flujo vital, llamada Chi.

Estos meridianos o líneas están relacionados con distintos órganos. Si la energía vital fluye libremente, experimentaremos en nuestro cuerpo armonía y salud.

El especialista en acupuntura, "acupuntor", introduce en el cuerpo del paciente finísimas agujas que deshacen los bloqueos y estimulan puntos a lo largo de los meridianos, corrigiendo la energía estancada y equilibrándola.

La acupuntura y el shiatsu resultan muy efectivos para combatir, entre otros trastornos funcionales, los problemas de circulación.

Es imprescindible que quien quiera tratarse por medio de la acupuntura, lo haga sólo con un especialista.

Como dijimos anteriormente, la aplicación de la acupuntura se logra mediante agujas muy finas. El acupuntor, luego de la relajación adecuada por parte del paciente, inserta las agujas en los distintos puntos del cuerpo, sobre los meridianos. Este proceso suele ser indoloro, ya que las agujas penetran sólo las capas superficiales de la piel.

Una vez insertadas las agujas, se puede sentir un leve hormigueo, que cesa a medida que aumenta el flujo de energía, dando lugar a una sensación de bienestar.

Las agujas son extraídas, sin dolor, después de entre un minuto y media hora. El tiempo depende de la complejidad del caso.

El acupuntor puede realizar, además, otras técnicas como ser la presión de los dedos (Shiatsu) o el masaje. Todas estas terapias apuntan a estimular los puntos específicos para revertir la enfermedad.

La alimentación como factor de tratamiento

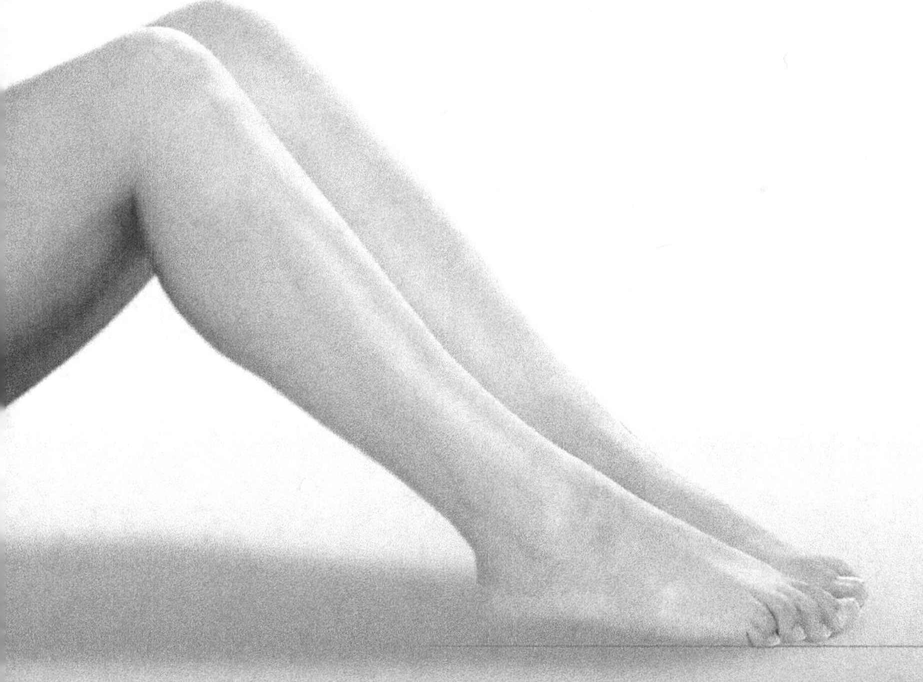

La alimentación como factor de tratamiento

Además de algunos vegetales como el limón y otras hierbas que ya hemos mencionado, hay que destacar que existen plantas y frutos que tonifican la pared venosa evitando una excesiva dilatación y favoreciendo la circulación de la sangre en el interior de las venas en su camino de retorno al corazón.

Algunas de ellas actúan como protectores capilares por lo que fortalecen y regeneran las células que forman los vasos capilares por los que circula la sangre. De esta forma contribuyen a disminuir los edemas y las hinchazones de los tejidos y activan la circulación venosa. En este grupo, podemos mencionar:

- **castaño de Indias:**
sirve para tonificar las paredes venosas y es protector capilar, además es antiinflamatorio.

- **vid roja:**
mejora la permeabilidad capilar y la circulación venosa. Al mismo tiempo es vasodilatador.

- **ginkgo biloba:**
es vasodilatador arterial.

- **hammamelis:**
estimula la circulación venosa.

- **meliloto:**
activa la circulación venosa, fluidifica la sangre y estimula la circulación linfática.

- **ruscus:**
mejora la circulación venosa y fortalece las paredes de los capilares. Es también antiedematoso y antirradicalar.

- **arándano:**
los frutos de esta planta tonifican la pared de los vasos capilares y venosos. Además, es antirradicalar, vasodilatador coronario y antidiarreico.

La alimentación es fundamental para controlar y prevenir la aparición de alteraciones varicosas. Algunas cosas para tener en cuenta pueden ser:

• Cuidar la dieta siempre.

• Consumir alimentos ricos en vitaminas C, que ayudan a aliviar los dolores y calambres relacionados con las várices.

• Añadir la mayor cantidad posible de frutas es un hábito muy beneficioso.

• También se recomienda una dieta rica en cereales, nueces, castañas, vegetales crudos y frutas frescas.

• Alejar de nuestra alimentación los condimentos excesivos, las bebidas con alcohol, el té y el café, las harinas, el azúcar blanco y los productos derivados de todos los mencionados.

• Regularizar el funcionamiento intestinal.

• Minimizar la ingesta de carnes y grasas animales pues dejan mucho residuo en el cuerpo.

• Es conveniente emplear sal de mar para cocinar.

• Los líquidos son fundamentales en los problemas de circulación pues aceleran la expulsión de toxinas y favorecen la circulación de la sangre. Por ello, debe aumentarse su consumo. Cuando se presentan problemas de circulación, es importante aumentar el consumo de líquidos, ya que facilitan la eliminación de toxinas y mejora la circulación sanguínea. En este punto se recomienda ingerir agua mineral y jugos de frutas y verduras. También los tés de hierbas y los caldos de vegetales son muy beneficiosos.

• Añadir a la dieta los alimentos con potasio. A este mineral lo podemos hallar en hortalizas y verduras, frutas frescas, cereales integrales, levadura de cerveza y legumbres.

• La ingesta de fibra ayuda a la circulación de la sangre. Se encuentra en los alimentos de origen vegetal.

• Las grasas poliinsaturadas que se encuentran en los aceites de semillas (soja, maíz, girasol), los frutos secos y algunos pescados tienen la capacidad de reducir la viscosidad de la sangre, favoreciendo la circulación sanguínea. Estas grasas, además, aumentan el "colesterol bueno" y disminuyen el "colesterol malo".

• Si se emplea aceite de oliva, debe ser la variedad extra virgen, evitando freír en él para que no se pierdan sus propiedades. Aporta vitamina E y K que contribuye con la coagulación de la sangre y no posee colesterol malo.

• Añadir nueces que cuentan con aceites esenciales y tienen funciones vasodilatadoras.

• Reemplazar el azúcar blanco por la miel natural.

• Las verduras deberían consumirse crudas. Caso contrario, el método de cocción más recomendado es el vapor.

• Son muy beneficiosos los cereales integrales, pues previenen el estreñimiento, uno de los factores que originan las várices.

Várices

Ejercitación para evitar y prevenir la aparición de várices

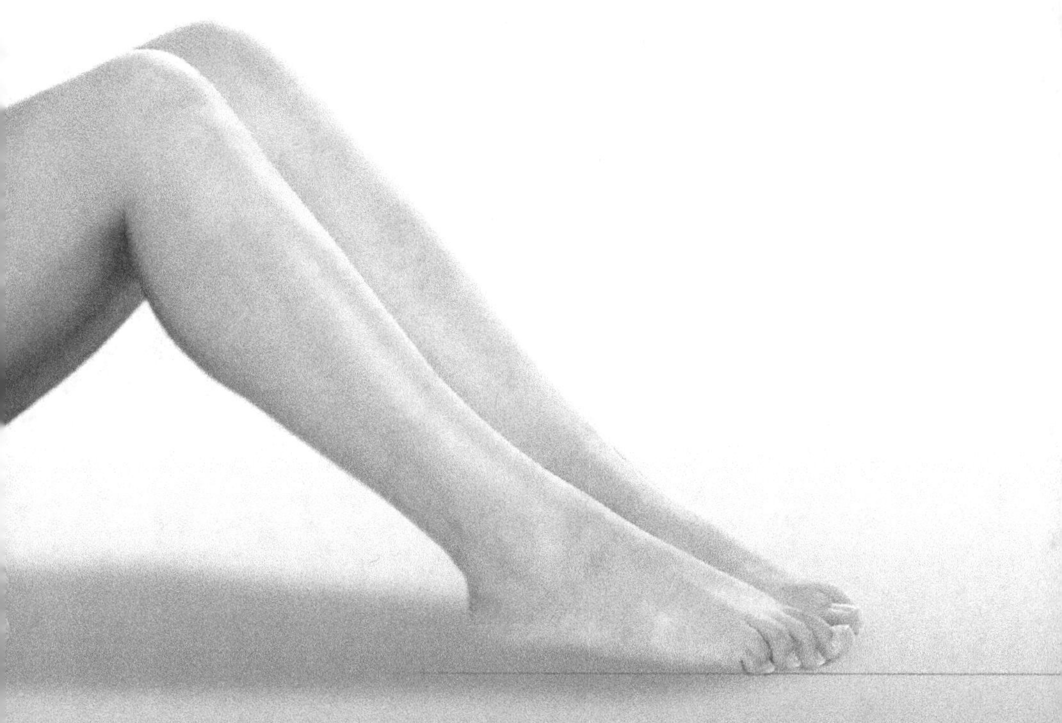

Ejercitación para evitar y prevenir la aparición de várices

La tonificación muscular de las piernas es uno de los mejores métodos que se pueden tomar para prevenir las várices, pues se logra mejorar la circulación y favorecer el retorno venoso.

Más allá de todas las ventajas que posee la tonificación muscular para estética femenina y la injerencia que eso tiene en el mundo actual que le exige a la mujer verse bella y espléndida, es una necesidad para la salud.

La mujer que realiza ejercicios y logra mejorar día a día la tonicidad de sus piernas (además de conservar su figura) estará previniendo las alteraciones varicosas.

Para explicarlo sencillamente, podemos decir que el corazón envía sangre a las piernas y que cuando los músculos de las mismas no lo devuelven con la misma fuerza, se generan las várices por una mala circulación y por todas las situaciones que hemos detallado.

La ejercitación que ayudará a prevenir las várices debe ser la adecuada o debería ser controlada por un especialista si no estamos seguras. Si se realiza una tarea de fuerte impacto, sin un calzado acorde o llevando a cabo movimientos inadecuados sin elongación ni calentamiento obtendremos problemas en vez de soluciones. La ejercitación para evitar las várices debe tonificar el músculo, pero no agotarlo o cansarlo.

Las principales recomendaciones serían:

- caminatas

- natación y ciclismo

- ejercicios sobre una colchoneta

Las caminatas

Una actividad tan simple como caminar que puede ayudarnos a quemar esas calorías que a veces consumimos de más, puede convertirse en uno de nuestros mejores aliados para alejar el flagelo de las várices.

Se recomienda empezar con 20 minutos diarios durante la primera semana, incrementado 10 minutos diarios
hasta llegar a una hora.

Antes de cada caminata debemos hacer 5 minutos de
estiramientos y caminar los primeros 5 minutos muy des-
pacio. Al terminar volvemos a bajar nuestra velocidad de
caminata los últimos 5 minutos y reiteramos los estiramientos musculares. Esta precaución protege los cambios
de ritmo cardíaco y los posibles calambres.

Es fundamental la constancia para obtener resultados.
Lo ideal es hacer esto todos los días, descansando si que-
remos una vez a la semana. Tenemos que intentar que
esta actividad se transforme en un hábito.

La postura es esencial: debemos caminar con la espalda erguida, contrayendo los músculos abdominales. La
respiración debe ser profunda y consciente.

Consejos para hacer más efectivas las caminatas

• Ejercicios adicionales: mientras caminamos es aconsejable no mantener los brazos quietos. Si dejamos los
brazos colgando corremos además el peligro de que éstos,
por la posición mantenida durante una hora, se hinchen
y comiencen a molestar.

• El uso de un calzado adecuado: es muy importante
llevar zapatillas adecuadas cuando empezamos a caminar
como ejercicio. Las suelas deben ser flexibles, deben ser
la talla correcta y deben ser renovadas al año de uso.

- Hidratarnos bien: es importantísimo beber agua antes, durante y después de nuestra caminata. Como pauta, podemos beber un vaso de agua 10 minutos antes de empezar a caminar, un vaso cada 20 minutos y, al terminar, uno o dos vasos más.

- Relajación y flexibilidad: es importante cuidar los movimientos de nuestro cuerpo al caminar, adquiriendo un ritmo adecuado a nuestras posibilidades. Cuidar de que la distancia entre paso y paso nos resulte cómoda, ya que si exageramos podemos dañar nuestros pies y los músculos de nuestra pantorrilla.

- Reponer minerales: si estamos en un plan de caminatas largas, que excedan las dos horas, es aconsejable consumir bebidas isotónicas para deportistas.

- Una buena postura: mantener la cabeza en alto y la espalda erguida nos ayudará a respirar bien y a mantener la línea corporal. La barbilla arriba, en paralelo al suelo y los ojos mirando unos 3 metros adelante. Si caminamos inclinados hacia adelante o hacia atrás podemos causarnos una lesión de espalda o cuello. Una buena opción, que nos indica de paso que estamos caminando bien, es imaginar que somos más altos de lo que realmente somos.

- Un día de descanso: el exceso, a veces, de actividad física puede tener consecuencias que no son las buscadas. Por otro lado, psicológicamente puede que empiece a resultarnos agobiante el ejercicio si lo hacemos todos los días. Un día de licencia a la semana puede ser la solución que equilibre, para que el cuerpo y los músculos se reparen.

Natación y ciclismo

Estas son dos prácticas que podemos realizar en un club o bien andando en bicicleta en algún parque o plaza, o empleándola como medio de transporte para viajes cortos y medios.

En ambos casos es imprescindible la entrada en calor. Aquí también debemos recordar que no estamos entrenando para los Juegos Olímpicos, sino que debemos buscar activar nuestra circulación sin agotar los músculos.

Otros sencillos hábitos físicos

• Usar las escaleras siempre que podamos: dejemos el ascensor para los que pueden darse el lujo de acumular grasa.

• En nuestra vida cotidiana, hacer caminando todos los trayectos que podamos. Prescindir de vehículos por tramos de menos de 1 kilómetro. Organizar nuestro tiempo para poder hacerlo.

• Como regla general, movernos 10 minutos por cada hora que estemos inactivos.

• Hacer abdominales: 3 series de 16 abdominales cada mañana ayuda a mantener los músculos tonificados y no nos lleva más que 10 minutos.

Ejercicios

Los siguientes son algunos ejercicios para fortalecer el sistema venoso y tonificar la musculatura de los miembros inferiores.

Ejercicio 1: Recostada sobre una colchoneta. Levantar las piernas estiradas, abrirlas y volverlas a cerrar. De 10 y 15 repeticiones.

Ejercicio 2: Mover las piernas imitando un pedaleo. Se hace acostada sobre una colchoneta y se repite de 3 a 5 minutos.

Ejercicio 3: Recostada sobre una colchoneta, debemos levantar una pierna estirada y hacer giros de la misma en el sentido de las agujas del reloj. Imitar el movimiento con la otra pierna.

Ejercicio 4: Acostada sobre una colchoneta, con las piernas estiradas, flexionar y extender los dedos de los pies. Repetir unas 15 veces.

Ejercicio 5: Flexionar los pies, con los talones apoyados en el suelo, levantar y bajar el extremo de los pies alternativamente.

Ejercicio 6: Caminar de puntillas y sobre los talones unos 2 ó 3 minutos.

Las estrías

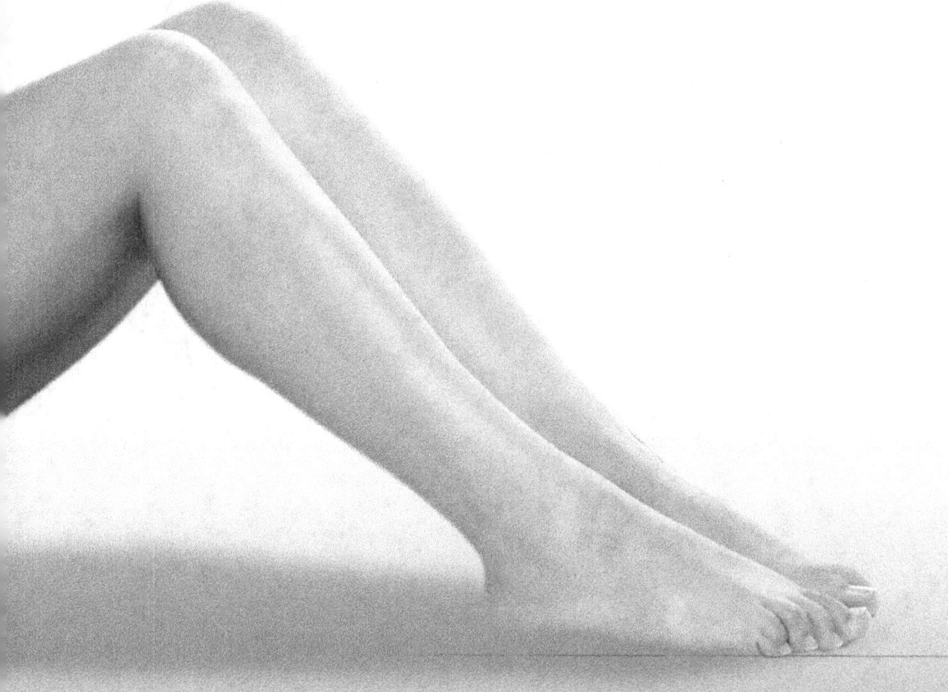

Las estrías

¿Qué son?

Las estrías constituyen un problema que no sólo afecta a las mujeres, sino también a los hombres y, a diferencia de las arrugas que aparecen con la edad, se pueden encontrar también en personas jóvenes, tanto hombres como mujeres.

En el caso de mujeres embarazadas, se puede decir que entre un 50 y un 90% de ellas desarrollan estrías.

¿A qué se deben?

Las estrías se deben al rompimiento de las fibras elásticas de la piel. En la medida en que la piel se estira, las fibras con menos elasticidad se rompen creando marcas a las que llamamos estrías.

Entonces, podemos decir que las estrías, que se hacen visibles como bandas paralelas de la piel, aparecen como consecuencia de la rotura de las fibras del tejido conjuntivo, haciéndose evidentes en la epidermis. En un principio las estrías son de color rosáceo, luego rojizo y finalmente blancos.

Las estrías básicamente son el reflejo de la separación de la piel. Pero cabe aclarar que la piel al estirarse no duele. Sin embargo puede, a veces, producir una sensación de ardor ligero o pulsación.

Los lugares más frecuentes donde aparecen las estrías son:

- los muslos,
- las nalgas,
- las caderas,
- el abdomen o vientre,
- el busto,
- la articulación de las rodillas,
- la articulación de los brazos

Es decir, que las mismas no sólo afectan a las piernas, sino que pueden presentarse en distintas zonas del cuerpo. Cabe destacar que donde aparecen estrías, no crece vello, ya que las mismas lo eliminan.

Los síntomas

Como dijimos anteriormente, las estrías se hacen evidentes como líneas en la piel, o bien como marcas, bandas blanquecinas semejantes a cicatrices, líneas sin pelo, etcétera.

Las causas

Generalmente, las estrías suponen más un problema estético que médico, ya que responden habitualmente a un estiramiento repentino de la piel.

Esto puede darse, por ejemplo, en el embarazo, en los cambios de peso o en el crecimiento.

Si la aparición de estrías no responde a motivos claros, se sugiere visitar al médico para que dictamine las causas reales. Además de las ya citadas, existen otras que pueden ocasionar la aparición de estrías.

Nuestra piel tiene la capacidad de estirarse para acomodar el aumento en el volumen del cuerpo; la misma es muy elástica, pudiendo tolerar el estiramiento aunque este sea muy grande y se produzca en un período corto.

Sin embargo, la piel tiene un límite. Cuando se llega a dicho límite, las capas profundas de la piel se rompen, haciéndose evidentes en las capas exteriores de la misma. Estas marcas evidentes son lo que conocemos como estrías.

Por otro lado, la pérdida de colágeno y elasticidad en la piel son también causantes de estrías, líneas de expresión, pérdida del tono de la piel y arrugas.

Entonces, cuando se produce una pérdida de elasticidad y colágeno o un estiramiento excesivo de la piel, aparecen las estrías.

Causas frecuentes

• Cambios de peso

Un cambio repentino de peso, entre un estado de obesidad y otro de delgadez, puede causar la aparición de estrías. Por otro lado, el simple hecho de bajar repentinamente de peso puede ocasionar los mismos signos.

• Embarazo

El aumento de volumen en el embarazo, con el consiguiente estiramiento de la piel, es una de las causas más habituales en la aparición de las estrías.

• Cambios hormonales

El caso más común es cuando las niñas alcanzan la pubertad, produciéndose un crecimiento repentino que puede originar estrías (en el busto u otras zonas).

• Enfermedades

Algunas enfermedades, como la de Cushing, en la que está implicado el funcionamiento de hormonas que afectan al buen estado de la piel. Por otro lado, hay enfermedades como alergias ocasionadas por el contacto con productos químicos o de limpieza de la casa, que también pueden producir estrías.

• **Medicamentos**

Otra de las razones que puede desencadenarlas es el uso habitual de ciertos medicamentos, como los que contienen cortisona.

• **Herencia**

Esta puede ser una de las causas más comunes. Sin embargo cabe aclarar que para que se desarrollen las estrías, la disposición genética debe estar combinada con alguna de las otras causas.

• **Estrés**

Una situación de tensión emocional repercute en el equilibrio corporal, empeora la oxigenación celular y puede manifestarse en la piel.

• **Salud general de la piel**

Una piel seca combinada con una alimentación pobre, que no provea todos los nutrientes a la piel, hace que ésta sea más propensa a desarrollar estrías.

• **Desarrollo rápido de músculos**

Este es el caso de las personas que se dedican al físico-culturismo. En estos casos, los músculos desarrollan un gran tamaño, en un período corto y como consecuencia la piel se rompe, creando estrías.

Prevenir las estrías

En general, los profesionales de la piel afirman que nada puede hacerse para prevenir la aparición de estrías en momentos como el embarazo, cuando existe el estiramiento de la piel. Sin embargo, todas las otras causas pueden prevenirse.

Por ejemplo, evitar los cambios bruscos de peso es una de las medidas más adecuada para que no aparezcan estrías. En caso de embarazo es conveniente, a partir del segundo o tercer mes, aplicar una crema hidratante en los muslos, caderas, senos, vientre y pecho. Por las mañanas, un masaje en movimientos circulares con un guante de crin en las zonas mencionadas ayudará a activar la circulación y evitar su futura aparición.

Ofrecemos al lector una serie de consejos, para prevenir las estrías:

- Evitar bajar y subir de peso rápidamente.

- Mantener la piel hidratada, por medio de cremas, ungüentos o aceites. Las pieles secas son más susceptibles a las estrías. Las cremas o aceites ricos en vitaminas A y E son recomendadas.

- Hidratar la piel por dentro. Esto se logra bebiendo agua, ya que la misma es un elemento vital. Si no se toma suficiente agua, ninguna crema podrá hidratar la piel.

- Comer sanamente, para que la piel esté saludable.

Tratamientos profesionales

Se puede decir que las estrías son, en general, difíciles de eliminar. Sin embargo, en la actualidad, existen varios tratamientos profesionales eficaces.

Son pocos los tratamientos que realmente eliminan las estrías, pero hay muchos otros que mejoran su apariencia. Con el fin de conseguir mejores resultados, es aconsejable tratarlas cuando comienzan y todavía lucen rojizas.

Dentro de los tratamientos profesionales que se emplean actualmente, podemos mencionar:

- Microdermoabración.
- Tratamientos con Retina A.
- Tratamiento láser.
- Ácidos Alfa-Hidróxidos (AHA).

• Microdermoabración

Este tratamiento es muy efectivo en la cura o mejoría de las estrías. El mismo utiliza en su proceso una máquina especial y cristales minúsculos, que exfolian la piel a niveles profundos.

La microdermoabración ayuda a mejorar la producción de colágeno y el tono de la piel, aliviando mucho las estrías y hasta, en algunos casos, curándolas. Esta técnica la llevan a cabo profesionales (dermatólogos) y esteticistas, en clínicas médicas o de estética, respectivamente.

Normalmente se necesitan varios tratamientos para mejorar o eliminar las estrías.

• Tratamientos con Retina A

La Retina A es muy efectiva tratando las estrías. En recientes estudios se ha mostrado que una concentración alta de Retina A (1%) puede ayudar a mejorar las estrías.

Sin embargo, esta sustancia tiene contraindicaciones, y durante el tratamiento puede haber irritación excesiva e hinchazón ligera en la piel. Por consiguiente, se debe consultar a un profesional acerca del uso de la misma.

En la mayor parte de los países, la Retina A se vende sólo con receta médica.

• Tratamientos láser

Los tratamientos láser son cortos, indoloros y no dejan cicatrices. Para muchos dermatólogos es la cura contra las estrías.

El rayo láser penetra la piel, haciendo que el calor que produce en las capas profundas de la misma aumente su elasticidad. El resultado es una piel más suave y uniforme. Pueden disminuir las estrías con un solo tratamiento, pero normalmente se necesitan varias sesiones.

Algunos dermatólogos combinan el tratamiento láser con un tratamiento de colágeno para que resulte más efectivo.

• Ácidos Alfa-Hidróxidos (AHA)

Estos ácidos procedentes de frutas exfolian la piel. Uno de sus usos es en el caso de las estrías.

Para que las cremas que contienen AHA den resultados, tienen que tener concentraciones no menores al 8%. Existen muchas cremas que contienen AHA y varias de ellas aseguran contener concentraciones de 8 ó 10% AHA. Sin embargo, en la mayoría de los casos esto no es verdad. Para asegurarse de ello, conviene obtener dichas cremas en el consultorio del dermatólogo.

Para finalizar, decimos que, aunque no exista el tratamiento 100% efectivo para eliminar las estrías, sí se dispone de varias alternativas que ayudan a disminuírlas en gran medida.

Tratamientos alternativos
para las estrías

Para prevenir o atacar las estrías, ofrecemos varias opciones de tratamientos alternativos:

• Acupuntura

Al igual que en las várices, se ha comprobado que la acupuntura mejora el aspecto de las estrías, e incluso posibilita su curación. Los pellizcos suaves circulares con los dedos pulgar e índice sobre las estrías, ayudan a estimular el crecimiento celular.

- **Fitoterapia y tratamiento a base de hortalizas y frutas**

La función principal de la fitoterapia y el uso de hortalizas y frutas en el tratamiento de las estrías, supone la utilización de una serie de plantas, que tienen como objetivo proporcionar aquellos componentes que ayudan a mantener la piel más flexible y menos seca, al aportar más agua y más grasas a este órgano. Dichas plantas constituyen una alternativa barata a los productos de belleza industriales que contienen colágeno. Por otro lado, otro objetivo de la fitoterapia es el de estimular al tejido conjuntivo para que se regenere la zona afectada. Dentro de las hierbas medicinales, hortalizas y frutas que nos pueden ayudar a combatir las estrías, encontramos:

- Uva (Vitis vinifera)

Usada externamente, la uva constituye un cosmético muy eficaz para la protección y embellecimiento de la piel. Esto se debe a que se trata de uno de los mejores humectantes naturales, por lo que hidrata y recupera a la piel de los efectos de la sequedad.

La pulpa de este fruto extendida sobre las estrías en forma de mascarilla durante 20 ó 30 minutos, es un buen recurso para ayudar a que desaparezcan o evitar su formación.

- Zanahoria (Daucus carota)

Esta hortaliza también se usa en forma externa, para curar los problemas de la piel, como eczemas, heridas o quemaduras solares. Es muy útil para mitigar la acción destructiva de los rayos ultravioletas. Por este motivo, la zanahoria forma parte en la composición de muchos filtros solares.

Una mascarilla de pulpa de zanahoria durante media hora favorece además la tersura de la piel.

• Aromaterapia

La aromaterapia utiliza los aceites esenciales y el masaje con el fin de promover la relajación, elevar el nivel de energía y restaurar el equilibrio del cuerpo y la mente.

Los aceites son sustancias aromáticas extraídas de flores, plantas, árboles o frutos, en un nivel puro. Pueden utilizarse en masajes, añadirse al agua, inhalarse o usarse en compresas o vaporizadores.

Algunos aceites esenciales influyen en forma beneficiosa en todo el sistema, mientras que otros tienen empleos bastante específicos. Por ejemplo el azahar y la lavanda (muy empleados en el caso de las estrías) ayudan a promover el crecimiento de nuevas células.

La aromaterapia es un tratamiento eficaz para la fatiga nerviosa y el estrés. También es efectivo para estados de salud en los que se puede influir a través de la piel, como ser problemas de respiración, insomnio, náuseas, estrías, infecciones vaginales, etcétera.

Hay personas especializadas en la aromaterapia, quienes son las más indicadas para sugerir qué aceite esencial es más conveniente en cada persona y en cada caso.

La aromaterapia, aplicada por medio de masajes, se puede llevar a cabo a través de la reflexología o el shiatsu.

• Aceite para evitar las estrías

Durante la gestación, para prevenir la aparición de estrías, se puede utilizar un buen aceite aromático, aplicándolo diariamente a partir de los primeros momentos del embarazo:

Una botella de cristal oscuro de 50 ml de aceite de germen de trigo.

Aceite esencial de lavanda.

Aceite esencial de azahar.

Llenar la botella con el aceite de germen de trigo y añadirle 15 gotas de aceite esencial de lavanda y 10 gotas de aceite esencial de azahar. Utilizar este aceite en forma de masaje, diariamente, después del baño.

www.ingramcontent.com/pod-product-compliance
Lightning Source LLC
Chambersburg PA
CBHW061506250726

48657CB00005B/1737